CONTRIBUTION A L'ÉTUDE

DES

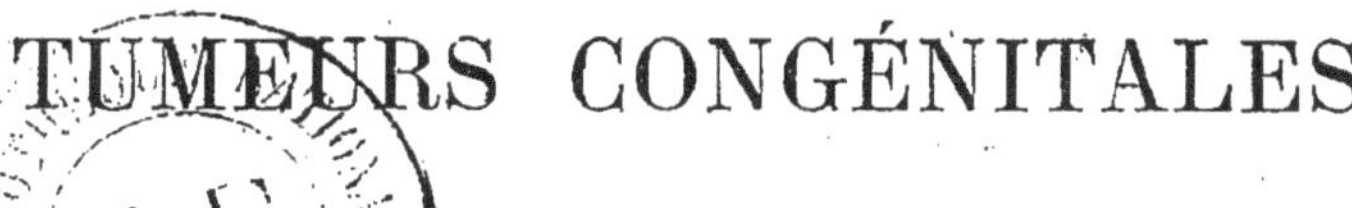

TUMEURS CONGÉNITALES

DE LA

RÉGION SACRO-COCCYGIENNE

PAR

E. BRISSAUD & E. MONOD

Il n'y a pas longtemps que l'attention des chirurgiens a été attirée en France sur les *tumeurs congénitales de la région sacro-coccygienne*. En 1862, M. Constantin Paul réunissait 28 observations d'inclusion fœtale dans la région sacro-périnéale et en tirait une description de cette variété de tumeurs, description que M. Verneuil avait déjà faite en 1855 pour les tumeurs analogues de la région scrotale. Six ans plus tard, M. Duplay, groupant les faits connus, proposait une division des tumeurs de la région qui nous occupe, et résumait l'état actuel de nos connaissances sur ce point de pathologie.

Bien que ces travaux aient notablement élucidé la question, il faut reconnaître qu'elle reste à l'étude, non pas tant à cause du nombre insuffisant des observations qu'en raison des lacunes que beaucoup d'entre elles présentent, surtout au point de vue de l'anatomie pathologique. Cette absence presque générale de renseignements histologiques se comprend aisément puisqu'on n'était pas en possession des résultats que le microscope nous a fournis aujourd'hui.; mais elle explique aussi la difficulté qu'on éprouve à classer méthodiquement les faits et à établir, parmi les nombreuses variétés de tumeurs décrites, des caractères différentiels reposant sur une base certaine. Aussi conçoit-on sans peine la diversité d'opinions qui se produisit à la Société de chirurgie lorsque M. Depaul présenta en 1867 une tumeur congénitale adhérente au coccyx, sous le nom de *tumeur embryoplastique* ; le même désaccord se manifesta à l'occasion de cette importante communication à la Société de biologie (1). Il suffit de lire la description anatomique de ces tumeurs dans les observations publiées sur ce sujet, pour se convaincre que, dans bien des cas, l'on n'est pas en droit d'affirmer qu'il s'agit d'une inclusion ou d'une autre tumeur, et il est probable qu'on a décrit plus d'une fois comme inclusions des productions morbides qui n'étaient autre chose que des cysto-sarcomes ou inversement.

Un examen histologique approfondi de tous les faits nouveaux qui se présenteront pourra seul, pensons-nous, donner à la classification qui reste à faire des tumeurs de la région coccygienne une valeur scientifique. Nous croyons utile, à ce titre, de rapporter les deux cas suivants que nous avons observés, le premier dans le service de M. Panas, à l'hôpital Lariboisière, le second dans celui de M. Broca, à l'hôpital des Cliniques.

OBSERVATION I. — *Tumeur congénitale de la région sacro-périnéale chez un enfant de sept jours* (2).

Dans le courant du mois de mars 1877 se présenta à la

---

(1) Voir aussi la discussion qui eut lieu à l'Académie de médecine (séance du 1er juin 1875) à l'occasion d'une *tumeur congénitale polycystique* insérée à la symphyse du maxillaire inférieur et à la langue, présentée par M. Verneuil.

(2) La tumeur qui fait le sujet de cette observation a été présentée à la *Société anatomique*, (avril 1877) et à la *Société de chirurgie*.

consultation de M. Panas, à Lariboisière, une sage-femme qui nous apportait un enfant venu au monde dans la matinée. L'accouchement fut naturel. La mère, âgée de 29 ans, n'avait pas présenté d'accidents pendant la grossesse. Elle a deux enfants bien conformés.

Le fœtus, âgé de 7 jours, du sexe féminin, est très-petit et malingre. Il présente une teinte ictérique prononcée, et crie faiblement. En le renversant sur le dos, les jambes écartées, on voit une tumeur, de la grosseur d'une petite orange, faisant saillie à la région périnéale. Cette tumeur est allongée suivant le diamètre antéro-postérieur, elle refoule en avant et en haut l'orifice anal; le méconium s'écoule à la surface de la tumeur. Cette surface est arrondie, régulière, recouverte par un plexus veineux très-développé. A la palpation on sent une masse d'une consistance égale, mollasse, pseudo-fluctuante. Les cris de l'enfant n'ont aucune influence sur le volume de la tumeur. Elle n'est nullement réductible. — L'enfant succomba le dixième jour, et nous obtînmes de la famille l'autorisation d'enlever la pièce pathologique.

Description de la tumeur. — La circonférence mesure 17 centim.; le grand diamètre longitudinal mesure de la pointe du coccyx à l'anus, 13 centim., le diamètre transversal, 9 centim. Elle est située entre le coccyx, dont on sent la pointe en déprimant les tissus, et l'anus fortement repoussé en avant. La base de la tumeur se confond en avant avec la demi-circonférence postérieure de l'anus; cet orifice ne présente pas d'anomalie (*Fig. 1*).

La peau qui la recouvre est rouge, sillonnée de veines dilatées; elle va en s'amincissant de la base au sommet de la tumeur; en ce point, elle est excoriée, et adhère aux parties profondes. On ne peut séparer la peau du tissu cellulaire sous-cutané et celui-ci, de la paroi propre de la tumeur, que dans une petite étendue à partir de la pointe du coccyx. Au-delà les enveloppes sont intimement confondues et se réduisent à une membrane mince unique. Les muscles grands fessiers

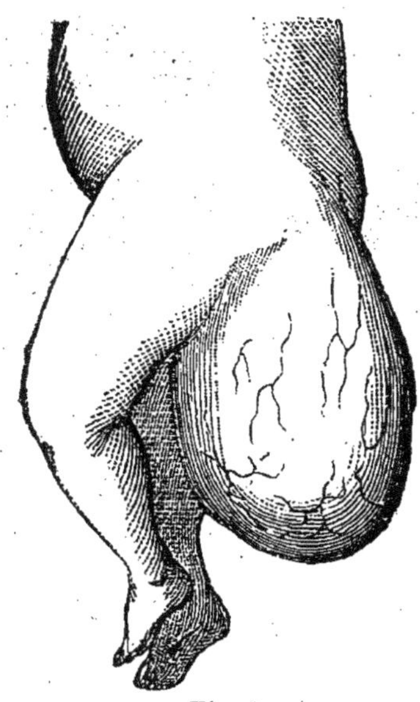

Fig. 1

sont légèrement écartés par la tumeur qu'ils recouvrent à sa partie supérieure ; le bord postérieur de ces muscles paraît se continuer avec la couche fibreuse qui constitue la paroi de la poche.

La dissection de ces diverses couches démontre : 1° qu'il n'y a aucune communication entre le canal médullaire et l'intérieur de la poche ; 2° que la poche anormale se trouve comme appendue au coccyx au moyen d'une couche fibreuse, espèce de ligament triangulaire qui contient dans son épaisseur le coccyx encore cartilagineux.

La tumeur en se développant a refoulé devant elle, avons-nous dit, l'anus et toute la portion périnéale du rectum, de sorte qu'entre la pointe du coccyx et l'anus il existe un intervalle de 5 centimètres. Le même intervalle mesuré chez un fœtus ordinaire ne compte qu'un centimètre. En outre, la tumeur a repoussé en haut le plancher périnéal et remplit en partie l'excavation pelvienne entre le sacrum en arrière et le rectum dévié en avant.

Sur une coupe antéro-postérieure pratiquée sur la ligne médiane, on distingue deux parties distinctes : 1° une masse semi-solide qui constitue la plus grande portion de la tumeur ; 2° une cavité située à la partie inférieure et antérieure de la tumeur, et qui, en raison de son siége profond, avait échappé à une première coupe trop superficielle. La masse solide elle-même présente deux aspects différents suivant qu'on examine sa partie supérieure ou sa partie inférieure. La première plus consistante, d'un rouge blanchâtre, rappelle assez bien comme apparence la coupe du corps du testicule. La seconde, plus molle, presque diffluente, a une couleur plus rouge ; elle offre quelque analogie avec de la matière cérébrale. L'une et l'autre sont parcourues par un grand nombre de cloisons fibreuses qui partent de la paroi du kyste central. Cette cavité est tapissée par une membrane lisse, d'aspect séreux. Elle renferme une petite quantité de liquide colloïde. A la périphérie de la production morbide, et vers sa partie postérieure, on sent disséminés de petits fragments lamelleux, durs, ossiformes.

Pouvons-nous, d'après cette description, affirmer à quelle affection nous avons affaire ? Si nous éliminons les diverses tumeurs qui ont été observées dans la région sacro-coccygienne (*spina bifida*, kystes simples ou *hygromas kystiques congénitaux, tumeurs caudales, lipômes*) et qui n'ont évidemment aucun rapport avec le cas dont il s'agit,

nous restons en présence de deux variétés de productions
dont les caractères différentiels ne nous paraissent pas
encore suffisamment établis, les inclusions fœtales et les
tumeurs de nature complexe qui ont été désignées sous le
nom de sarcômes, cysto-sarcômes, tumeurs embryo-plas-
tiques de M. Depaul, etc. Si l'on s'en tient aux caráctères
macroscopiques seuls, l'hésitation est légitime, et sans
doute, en l'absence d'un examen histologique, le fait tel que
nous l'avons rapporté donnerait lieu à des interprétations
différentes. Notre collègue et ami M. Chambard a bien
voulu faire cet examen au laboratoire du Collége de France,
et nous remettre une note détaillée qui fait le principal
intérêt de cette observation.

Examen microscopique, par M. CHAMBARD, interne des hôpi-
taux. — Les fragments destinés à l'examen microscopique
sont choisis au voisinage du kyste creusé dans la masse de la
tumeur.
A. *Dissociation* (fragments macérés dans l'alcool au tiers).
On voit dans le champ du microscope les éléments suivants :
1° Cellules épithéliales cylindriques munies d'un plateau à
cils vibratiles. Quelques-unes de ces cellules contiennent des
gouttes muqueuses ; — 2° Cellules d'épithélium caliciforme.
— 3° Cellules sphériques à noyau sphérique avec nucléoles
analogues aux éléments lymphatiques. — 4° Cellules fusiformes. Lambeaux de fibres conjonctives. Fines granulations
graisseuses.
B. *Coupes.* A un faible grossissement, on voit des bandes
fibreuses larges dont l'une, régulière, forme la paroi du grand
kyste et dont les autres, irrégulières, parcourent en tous sens
la tumeur, laissent entre elles des espaces remplis par des
masses d'apparence sarcomateuse et par des kystes de dimensions variables. La coupe est en outre parsemée d'assez
nombreux noyaux de tissu cartilagineux.
Analyse des préparations. a. *Travées fibreuses.* Fibres conjonctives parallèles séparées par des lits de cellules plates et
mêlées à de nombreuses et fines fibres élastiques plus abon-
dantes dans la paroi du grand kyste. En certains points, on
rencontre dans les travées fibreuses des bandes de cellules
fusiformes pédiculées et une accumulation d'éléments embryonnaires sous forme de traînées, principalement dans la
paroi du grand kyste et dans le voisinage des petits.

2° Masses sarcomateuses. Eléments embryonnaires sphéri-ques pressés les uns contre les autres, formant des masses plus ou moins volumineuses, diffuses et inégalement répar-ties. Ces masses peuvent soutenir soit les kystes, soit les noyaux cartilagineux dont il sera question plus loin.

3° Noyaux cartilagineux. — Ovoïdes sur les coupes, situés soit au sein des masses sarcomateuses, soit au sein du tissu fibreux, formés de cartilage hyalin.

4° Kystes. De formes et de dimensions très-variables, ces kystes sont constitués par une paroi fibreuse composée de fi-bres conjonctives mêlées à de nombreuses cellules fusiformes. En beaucoup de points, cette paroi contient des amas d'élé-ments embryonnaires. Ces kystes sont tapissés par un épi-thélium cylindrique cilié contenant de nombreuses cellules caliciformes. Ces cellules très-nombreuses sont dans un état de prolifération intense, car elles forment aux parois kystiques un épais revètement et la cavité des kystes renferme de nom-breux débris de cellules épithéliales desquammées et de nom-breux leucocytes.

En beaucoup de points, il se fait dans la paroi des kystes une active prolifération cellulaire. Celle-ci alors est repoussée et il n'e tarde pas à se former des bourgeons d'abord sessiles, puis pédiculés qui s'avancent dans la cavité kystique et ten-dent à l'effacer et à la subdiviser. Certains kystes compléte-ment effacés se présentent sous l'aspect de doubles traînées épithéliales. D'autres sont remplis par des globules rouges du sang.

Il résulte de cet examen que la tumeur est essentiellement constituée par une trame fibreuse parsemée de masses sar-comateuses, creusée de kystes revètus d'épithélium vibra-tile, prismatique et caliciforme et contenant des noyaux cartilagineux.

Rien ne peut autoriser, ajoute M. Chambard, à faire de cette tumeur une inclusion fœtale, et rien n'y montre une anomalie de développement. Des tumeurs tout-à-fait sem-blables se développent fréquemment chez l'adulte, princi-palement dans les glandes comme la parotide, l'ovaire et le testicule. Dans l'espèce, celle-ci ne présente de particulier que l'âge du sujet chez lequel elle a été observée. Ces tu-meurs remarquables par la complexité de leur composition histologique ne peuvent encore être classées d'une manière

définitive. MM. Cornil et Ranvier les ont provisoirement
désignées sous le nom de *tumeurs mixtes* (1).

Chez l'adulte, elles peuvent récidiver après ablation et
sont d'autant plus malignes, qu'elles sont plus riches en
tissu sarcomateux, mais les éléments font défaut pour
juger du pronostic que la tumeur actuelle eût pu présenter
chez l'enfant qui en était porteur, s'il avait survécu.

OBSERVATION II. — *Tumeur congénitale de la région sacro-
coccygienne chez une femme de 21 ans. Extirpation. Guérison.*
(Hôpital des Cliniques, service de M. le professeur BROCA).

X..., âgée de 21 ans, est d'une bonne bonne constitution;
elle n'a jamais eu de maladie grave. Elle est très-bien réglée. A
sa naissance, elle portait au coccyx une petite tumeur de la
grosseur d'une amande. On la conduisit à la consultation de
l'hôpital Beaujon ; mais le père et la mère de cette jeune fille
étant morts, ainsi que la sage-femme qui a présidé à sa naissance, nous ne pouvons avoir de renseignements bien authen-
tiques sur les caractères primitifs de la tumeur. Pourtant la
grand'mère de la malade vit encore, et nous tenons de cette
personne, que dans la première année, la tumeur ne présen-
tait aucune ouverture. Il fut décidé qu'on ne tenterait pas
d'opération; on abandonna même toute idée d'intervention
ultérieure, et l'enfant se développa régulièrement sans accidents d'aucune sorte.

Vers l'âge de quatre ou cinq ans, commencèrent à se produire
quelques douleurs. Un médecin de l'hôpital Sainte-Eugénie
aurait déclaré, à cette époque, qu'ayant fait une ouverture
dans la tumeur, il en était sorti une certaine quantité de sang
mélangé de pus. Depuis lors, l'ouverture ne se serait jamais
cicatrisée. Effectivement, il existe aujourd'hui, à la partie inférieure, une ouverture parfaitement limitée, de laquelle s'é-
coule encore, de temps en temps, une matière purulente. Au
dire de la grand'mère, les parents n'auraient eu connaissance
que d'une seule ouverture, mais en examinant attentivement
la tumeur, nous en avons trouvé une seconde, sur laquelle
nous reviendrons plus loin.

A l'âge de neuf ans, la tumeur n'avait pas augmenté de volume ; mais, à dater de cette époque, elle commença à prendre
de l'accroissement : à l'âge de seize ans, elle avait atteint près

---

(1) Cornil et Ranvier. — *Histologie pathologique*, p. 312,

dé la moitié de son volume actuel. Enfin, depuis ce moment, elle n'a pas cessé de grossir. A deux reprises différentes, on a demandé conseil aux médecins de Sainte-Eugénie et de Beaujon; toujours ils engagèrent la grand'mère de la jeune fille à ne pas la faire opérer. Mais, dans ces derniers temps, les rapides progrès de la tumeur ont alarmé cette malade et elle s'est décidée à se présenter à l'hôpital pour s'en faire débarrasser.

Etat actuel. La tumeur est située à la partie inférieure de la région sacro-vertébrale; elle remonte un peu au-dessus du sacrum et descend, par sa partie inférieure, au-dessous du coccyx jusqu'au pli fessier. Il ne semble pas qu'il y ait d'adhérence au squelette. Dans son ensemble, elle est piriforme, pédiculée, mobile, et sa base d'implantation, qui a cinq centimètres de largeur, s'étend jusqu'à la partie supérieure du coccyx; mais comme elle siége sur la ligne médiane, il faut, pour arriver à sentir le coccyx, repousser et renverser la masse de la tumeur sur l'un des côtés, et plus spécialement du côté droit. D'ailleurs, lorsqu'on introduit l'indicateur dans le rectum, on constate que le coccyx a conservé sa forme et ses rapports normaux. Cette situation de la tumeur et l'accroissement notable qu'elle a pris depuis quelques années, sont une cause de gêne continuelle; la malade ne peut rester quelque temps assise sans éprouver des douleurs assez vives. L'ensemble de la tumeur présente une certaine analogie de forme, de couleur, de volume avec le scrotum. La peau est pigmentée, elle est plissée transversalement; sur certains points, elle est mince et sensible; sur d'autres points, elle est plus épaisse et surtout plus raide.

Dans les premiers temps du séjour à l'hôpital, la consistance était un peu différente de celle qu'on constate aujourd'hui. En effet, on avait manifestement affaire à une poche renfermant une certaine quantité de liquide. Ce liquide, de nature purulente, s'est écoulé depuis quelques jours à travers l'ouverture dont nous avons parlé. A l'heure qu'il est, la tumeur qui est kystique est molle et élastique. A la partie inférieure et antérieure se trouve une petite ouverture analogue au méat urinaire de l'homme; cette ouverture dont nous n'avons encore rien dit, devient ronde quand on la dilate avec une sonde, mais elle reprend sa forme ovale quand on retire l'instrument. Elle donne accès dans une cavité d'où s'écoulent, de temps en temps, quelques gouttes de liquide.

A 7 ou 8 centimètres au-dessus de cette ouverture, il en existe une autre, incomplétement cicatrisée, qui paraît être l'ouverture artificielle, pratiquée par le chirurgien de l'hôpital Sainte-Eugénie.

Ce qui explique qu'on ait ignoré l'existence de la première ouverture, c'est que celle-ci est située à la partie antérieure de la tumeur, dont il faut soulever la masse tout entière pour arriver à l'apercevoir. Ajoutons enfin que cette ouverture présente tous les caractères d'un orifice congénital.

Sur le côté gauche, vers la fesse gauche, et au-dessus de la cavité dont il vient d'être question, on sent une masse régulière qu'on peut faire basculer et qui semble de nature osseuse. Sur le côté droit, on sent également un petit noyau de consistance cartilagineuse ou osseuse. Mais ces masses résistantes sont certainement indépendantes du squelette.

En somme, la tumeur présente deux étages bien déterminés : 1° un étage inférieur représenté par une poche kystique ne communiquant pas avec l'étage supérieur, mais s'ouvrant à la surface cutanée, par un orifice, un méat naturel situé à la face antérieure de cette sorte de scrotum ; 2° un étage supérieur plus résistant, légèrement fluctuant lui-même, et dans lequel on constate la présence de noyaux osseux.

Le *diagnostic* de cette tumeur fit le sujet d'une intéressante clinique de M. le professeur Broca. Au premier abord, on pouvait croire à un kyste dermoïde; il était possible, en effet, qu'un kyste de cette nature eût existé à l'origine ; effectivement lorsqu'on avait pratiqué la première incision de la tumeur, il s'en était écoulé un liquide purulent, mélangé de sang, et qui, au dire de la grand'mère, exhalait une odeur très-fétide. Mais l'étage supérieur de la tumeur, qui aujourd'hui ne communique pas avec le kyste de la partie inférieure, ne peut être un kyste dermoïde ; et d'ailleurs la présence de fragments osseux disséminés dans la masse de la tumeur suffirait pour infirmer cette manière de voir. Un examen superficiel aurait pu, à la rigueur, faire supposer qu'on avait affaire à un spina bifida, mais la palpation ne révélait aucune espèce de communication avec la cavité rachidienne. Enfin, M. Broca, après avoir discuté et repoussé l'idée qu'on pût être en présence d'une tumeur caudale ou d'une tumeur de la glande de Luschka, en vint à conclure à l'existence d'une tumeur fœtale.

La tumeur fut extirpée avec le bistouri le 8 mai 1876.

Après avoir fait une incision circulaire embrassant la base de la tumeur, M. Broca disséqua couche par couche tout ce qui semblait en faire partie. Cette dissection, d'ailleurs assez facile, permit d'isoler dans la masse morbide, vers les couches les plus excentriques, deux, puis trois fragments d'apparence osseuse ; un quatrième noyau osseux était articulé sur la partie latérale gauche du sacrum. M. Broca préféra ne pas l'exciser. En continuant cette dissection, on arriva au plan des vertèbres. Une artère dirigée d'avant en arrière sortait du bassin vers le bord du petit os dont il vient d'être question. Ce vaisseau fut le seul qui saignât d'une manière notable ; il fallut le lier. Il provenait sans doute de l'artère sacrée moyenne et paraissait, en raison de son importance, représenter l'artère nourricière de la tumeur. Au reste, l'opération ne présenta aucune particularité digne d'être signalée. On appliqua un pansement à l'alcool ; la cicatrisation s'effectua rapidement ; les deux lèvres de la plaie, qui d'abord étaient notablement écartées l'une de l'autre, furent rapprochées au moyen de la suture sèche. Jamais la malade n'éprouva le moindre accident fébrile. Elle sortit parfaitement guérie vers le milieu du mois de juillet.

Examen de la tumeur. La partie la plus volumineuse de la tumeur se trouvait dans une sorte de scrotum qui, vers les derniers temps, s'était enflammé et était devenu douloureux. Cette partie la plus inférieure consistait en une cavité kystique qui donnait issue à un liquide blanc, visqueux, et un peu analogue à la synovie, à travers un orifice fistuleux situé à la partie la plus déclive. L'écoulement de ce liquide datait déjà de quelque temps lorsque la malade se présenta à l'hôpital ; mais, pendant les dernières semaines, il avait été sécrété en quantité plus abondante, de telle sorte que l'orifice s'était oblitéré ; pour une raison qui n'a pas été bien éclaircie, la poche s'était considérablement distendue. Cependant la communication entre ce kyste et la surface cutanée n'avait pas été définitivement interrompue ; le liquide fit un jour irruption à l'extérieur, et la poche s'étant vidée, la paroi d'apparence scrotale qui la recouvrait, présenta une dépression assez profonde. Le kyste dont il s'agit était tapissé par une membrane muqueuse lisse et rosée, aboutissant par un trajet très-court, à l'orifice en forme de méat qui a été signalé plus haut. Il est possible que cette cavité ait constitué autrefois la poche d'un kyste dermoïde. Au-dessus et en arrière de ce kyste qui, en tout cas, paraît avoir suppuré, on trouve un grand nombre de kystes disséminés au milieu d'un tissu assez dense. Le tissu, examiné au microscope, était formé d'éléments fibro-plastiques et de cellules embryonnaires en grande abondance, mêlés à une certaine quantité de vésicules adipeuses.

Les kystes épars, au milieu du tissu, étaient de diverses grandeurs : deux d'entre eux, régulièrement sphériques, présentaient un volume beaucoup plus considérable que tous les autres. L'un était situé à gauche, c'était le plus considérable, l'autre occupait le côté droit, et était un peu plus profond que le précédent. En ouvrant une de ces poches, on vit s'écouler un liquide gélatineux, rempli de cellules d'épithélium pavimenteux. Après l'écoulement du liquide, on s'aperçut que le fond du kyste était constitué par une paroi résistante, osseuse en apparence, et présentant, à peu de chose près, la configuration d'un os hyoïde. L'examen microscopique confirma la nature osseuse de ce fragment solide qui formait la paroi profonde de la poche ; il était en outre revêtu par une couche périostique parfaitement nette. Plus loin, la lame osseuse dont il s'agit se terminait par une sorte de membrane fibro-cartilagineuse.

Dans les poches voisines on trouva un liquide tantôt clair, tantôt foncé, épais, opaque, noirâtre ou violacé, contenant quelquefois des globules de pus, quelquefois des cellules épithéliales, entre autres des cellules à cils vibratiles, enfin des noyaux osseux ou cartilagineux. Les masses osseuses étaient au nombre de sept. Pendant l'opération, on n'en avait pu découvrir que quatre seulement. Elles n'étaient pas toutes renfermées dans les cavités kystiques.

Nous en avons déjà signalé une qui formait une partie de la paroi d'un kyste. D'autres étaient enclavées dans le tissu embryonnaire qui constituait la gangue de la tumeur, et n'en étaient séparées que par une mince enveloppe fibreuse rappelant absolument la membrane périostique. Nous avons aussi examiné au microscope la paroi de plusieurs kystes. Ces parois représentaient de véritables membranes muqueuses : tapissées à leur partie superficielle par une couche d'épithélium à cils vibratiles; elles possédaient un chorion assez épais muni d'éminences papillaires assez larges, traversé par des capillaires extrêmement nombreux. Ce chorion adhérait à une couche de fibres musculaires lisses parfaitement nettes mais disséminées sans beaucoup d'ordre dans toutes les directions. Enfin, dans la partie superficielle de cette couche musculaire, on apercevait les sections transversales de tubes probablement glandulaires, remplis par de grosses cellules épithéliales cubiques.

Réflexions. — Les conclusions qui terminent la note de M. Chambard relativement à notre observation I tendent, on l'a vu, à séparer la tumeur qui en fait l'objet des inclusions fœtales. Telle serait également l'opinion de M. Malassez qui a examiné les préparations.

Nous voyons cependant rangés, sous cette dénomination, un certain nombre de néoplasmes dont la description se rapproche singulièrement de celles qu'on vient de lire. M. Duplay, dans le travail que nous avons déjà cité, incline à penser que bon nombre de ces tumeurs, désignées sous le nom de cystômes, cysto-sarcômes, etc., et dans la structure desquelles on signale l'existence de tissu embryo-plastique doivent être rangées dans la classe des inclusions fœtales. Nous le répétons, il manque à la plupart des observations de ce genre le seul critérium acceptable en pareille matière, un examen histologique. Il y aurait peu de profit, pensons-nous, à les discuter rétrospectivement et à risquer à leur sujet des interprétations qui ne reposeraient pas sur des données suffisantes. Nous ferons cependant une remarque : en analysant toutes les observations publiées jusqu'à ce jour sous le titre d'inclusions fœtales, nous trouvons des tumeurs formées par une réunion de parties liquides et solides et qu'on peut ranger en deux groupes : Les unes renferment des éléments de tissus qu'il n'est pas ordinaire de voir réunis dans la constitution des formes vulgaires de tumeurs kystiques (éléments épithéliaux, cartilagineux, osseux ou musculaires); les autres sont constitués encore par les mêmes éléments, mais, cette fois, groupés systématiquement de manière à figurer des organes complétement développés. C'est dans cette variété de tumeurs qu'on rencontre le plus souvent des poils ou des dents. On en a vu aussi qui renfermaient des parties complètes du corps humain, comme des rudiments de squelette, des masses intestinales, de la substance cérébrale, ou encore un bras, une jambe, un pied, une main, isolés ou réunis.

Dans cette dernière catégorie la présence d'organes parfaitement constitués tels que des dents ou des poils révèlent la préexistence indubitable d'un germe (bulbe pileux, bulbe dentaire). Peu nous importe d'ailleurs les modes de développement de ce germe, c'est-à-dire les différents processus qu'on a désignés sous les noms d'*intussusception*, *inclusion*, *introrsion*, etc. Nous n'avons pas à rentrer, en effet, dans la discussion de la théorie de Lebert sur l'hétérotopie, théorie que M. Verneuil a suffisamment réfutée dans son mémoire, en ce qui concerne les tumeurs congénitales.

Dans le premier groupe, au contraire, nous ne voyons que des productions de tissus différents et épars, plus ou moins développés, ne rappelant en rien la conformation d'un organe et n'autorisant pas, par conséquent, à *affirmer* qu'ils soient le résultat de l'évolution d'un véritable germe. C'est là que nous paraît résider la différence fondamentale des tumeurs par inclusion manifeste pour tout le monde et de ces tumeurs de nature douteuse dont l'interprétation fait l'objet des dissidences actuelles. Ainsi, nous voyons MM. Cornil et Ranvier considérer ces dernières productions comme des bourgeons embryonnaires « qui végètent à la surface d'un être en voie de développement et qui participent de la propriété que possède à cet âge le tissu embryonnaire de former tous les autres tissus organiques (1). »

---

(1) Cornil et Ranvier, t. I, p. 313.

Les faits de cet ordre sont encore trop peu connus pour qu'il soit possible de dire où commence exactement l'inclusion et dans quelles limites précises il convient de la restreindre. Nous ferons seulement observer qu'entre les faits anatomiques d'inclusion fœtale évidente et de tumeurs kystiques désignées sous le nom de tumeurs mixtes, il est difficile de ne pas reconnaître l'existence d'analogies frappantes. Et d'abord relativement à leur siége, n'ont-elles pas les unes et les autres une prédilection marquée pour la région sacro-coccygienne, le testicule ou l'ovaire ? De plus, au point de vue de leur caractère général, ces deux sortes de tumeurs sont des tumeurs kystiques ; que ces kystes renferment ou non des parties fœtales, le tissu intermédiaire à leurs cavités est constitué par des éléments fibroplastiques ou par du tissu embryonnaire. Si enfin nous considérons la nature des parties incluses, nous ne voyons pas qu'il y ait lieu d'établir une ligne de démarcation bien rigoureuse. En effet, s'il y a des cas où l'existence de la tumeur fœtale est absolument indiscutable, nous avons vu qu'il en existe beaucoup d'autres sur la nature desquels le doute est permis. Il semble ressortir de la plupart des observations, que la caractéristique de l'inclusion consiste dans la présence de fragments de squelette bien déterminés. Or si nous prenons l'observation célèbre de Velpeau relative à un cas-type d'inclusion fœtale, nous voyons qu'à côté de certaines pièces de squelettes « appartenant incontestablement à de véritables os et non à des productions accidentelles » on rencontrait « des fragments d'os indéterminés (1). » Ne serait-il pas raisonnable d'attribuer la même origine à des tumeurs congénitales identiques aux précédentes par leur siége, leurs caractères extérieurs et leur nature kystique, et n'en différant que parce qu'elles

---

(1) Verneuil.— *Archives de Médecine*, 1855, 5ᵉ série, t. V, p. 657.

renferment seulement des fragments osseux ou cartilagineux indéterminés ? Dans certains cas l'existence d'un véritable périoste, comme dans notre seconde observation, semblerait confirmer qu'on a réellement affaire à un os proprement dit quoique d'une configuration indécise. Si, dans une autre tumeur encore presque identique à la précédente, comme dans l'observation n° 1, on ne trouve, au lieu de noyaux osseux, que des éléments de cartilage épars ou agglomérés, serait-il impossible d'admettre que nous soyons encore en présence d'un même processus, mais envisagé à une période plus jeune de son développement?

Le même rapprochement pourrait être établi dans nos deux observations entre les modes de structure des parois kystiques : dans la seconde, ces parois étaient constituées par une muqueuse parfaitement développée (chorion papillaire tapissé de cellules épithéliales à cils vibratiles et reposant sur une couche de fibres musculaires lisses). Dans la première, des membranes évidemment de même nature et formant les parois de kystes analogues paraissent répondre à une période de développement moins avancé; elles n'étaient composées en effet que de tissu conjonctif renfermant des amas d'éléments embryonnaires, et tapissé pourtant par le même revêtement épithélial.

Il serait peut-être superflu, dans l'état actuel de nos connaissances, de pousser plus loin cette analyse. Qu'il nous suffise d'avoir posé une question que l'embryogénie, secondée par les hasards heureux de la clinique, tranchera sans doute dans un avenir plus ou moins éloigné. Disons toutefois en terminant que, sans exprimer une opinion formelle dans un sens ou dans l'autre, nous avons une certaine tendance à admettre que les tumeurs congénitales de la région sacro-coccygienne, depuis les inclusions manifestes jusqu'aux variétés décrites sous le nom de tumeurs mixtes, forment une série continue, une sorte de gradation, sans ligne de démarcation bien nettement établie, et dont

les caractères s'accusent par de simples différences de plus
ou de moins.

Indications bibliographiques (1).

HIMLY. — *Geschichte des Fœtus in Fœtu.* Hannover, 1831.

WERNHER. — *Die angebornen Cysten Hygroma.* Giessen, 1843.

VELING. — *Essai sur les tumeurs enkystées de l'extrémité inférieure du tronc fœtal.* Thèse de Strasbourg, 1846.

LOTZBECK.—*Die angebornen Geschwülste der hintern Kreuzbeingegend.* München, 1858.

PERRIN. — *De la glande coccygienne et des tumeurs dont elle peut
être le siége.* Thèse de Strasbourg, 1860.

BRAUNE. — *Die Doppelbindungen und angebornen Geschwülste
der Kreuzbeingegend.* Leipzig, 1862.

CONSTANTIN PAUL. — *De l'inclusion fœtale située dans la région
sacro-périnéale. (Archives générales de médecine* 5º série, t. XIX et t. XX, 1862).

DEPAUL. — *Tumeur périnéale d'un nouveau-né. (Bulletin de la
Société de chirurgie).* Séance du 3 juillet 1867.

— *Tumeur congénitale adhérente à la partie supérieure du
coccyx. (Bulletins de l'Académie de médecine),* séance du
27 avril 1869, et *Bulletins de la Société de chirurgie,*
séance du 12 mai 1869).

MOLK. — *Des tumeurs congénitales de l'extrémité inférieure du
tronc.* Thèse de Strasbourg, 1868.

DUPLAY. — *Revue critique sur les tumeurs congénitales de la
région sacro-coccygienne. (Archives générales de médecine),* 6º série, t. XII, 1868).

HOLMES. — *Thérapeutique chirurgicale des maladies de l'en-
fance.* Traduction française, 1ʳᵉ partie, p. 15 et suiv.

BUMAN. — *Relation de deux observations pour servir à l'histoire
des tumeurs congénitales de la région ano-coccygienne.
(Revue des Sciences médicales,* 1873, t. I, p. 884).

DESOYRE. — *Archives de Tocologie,* p. 156. Relation de trois
observations de tumeurs congénitales de la région
sacro-coccygienne.

---

(1) Nous n'avons pas voulu réunir dans cet index tous les ouvrages qui
traitent des tumeurs congénitales. Nous citons seulement les principaux
travaux relatifs aux tumeurs de la région sacro-coccygienne.

Versailles. — Imprimerie Cerf et Fils, 59, rue Duplessis.

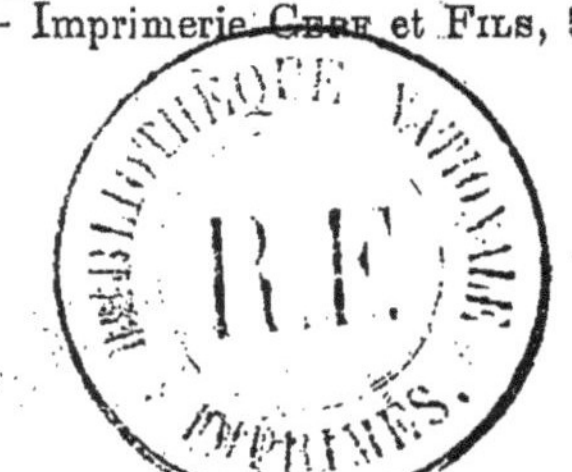